Una luce nei vicoli, ricettario

Esplorando i sapori autentici dell'Italia attraverso le ricette tradizionali e le storie culinarie delle sue strade nascoste

Irene Siciliani

Summario

Conclusione

Introduzione

Benvenuti nel mondo incantevole della cucina italiana, dove ogni piatto racconta una storia di tradizione, passione e amore per il buon cibo. In questo libro, vi invito a esplorare i segreti della cucina italiana, una delle più celebrate e amate al mondo.

La cucina italiana non è solo una questione di ingredienti e ricette; è un'esperienza che coinvolge tutti i sensi. È il profumo avvolgente del basilico fresco, il suono sfrigolante dell'olio d'oliva che danza in padella, il colore vivido dei pomodori maturi che si fondono armoniosamente con l'aglio e le cipolle soffritti. È il gusto esplosivo di un piatto di pasta al dente condita con una salsa ricca e saporita, o la dolcezza seducente di un tiramisù appena preparato.

Nel corso dei secoli, la cucina italiana si è evoluta e si è arricchita di influenze regionali, risultando in una ricca varietà di piatti e sapori. Dalle montagne del nord alle coste del sud, ogni regione d'Italia ha i suoi tesori culinari da condividere con il mondo. Dalla semplicità rustica della cucina toscana alla raffinatezza dei piatti della cucina lombarda, passando per i frutti di mare freschi della costa adriatica e le spezie aromatiche della Sicilia, c'è qualcosa nella cucina italiana che soddisfa ogni gusto e desiderio.

Questo libro è un invito a esplorare questa ricca tradizione culinaria e a portare il gusto autentico dell'Italia nella vostra cucina. Ogni ricetta è stata selezionata con cura per rappresentare il meglio della cucina italiana, dalla sua semplicità elegante alla sua complessità deliziosa. Troverete classici intramontabili come la pasta alla carbonara e l'osso buco, insieme a gemme nascoste e interpretazioni creative di piatti tradizionali.

Ma questo libro non è solo una raccolta di ricette; è anche una guida per avventurarsi nel mondo della cucina italiana con fiducia e creatività. Troverete suggerimenti pratici su come scegliere e preparare gli ingredienti migliori, tecniche di cottura e consigli per abbinare vini e contorni. Che siate cuochi esperti o principianti entusiasti, c'è qualcosa qui per tutti voi.

Mi auguro che questo libro vi ispiri a mettervi ai fornelli e a sperimentare la gioia di creare piatti deliziosi e memorabili per voi stessi, la vostra famiglia e i vostri amici. Che ogni pagina sia una finestra aperta sulla bellezza e l'arte della cucina italiana, e che ogni piatto sia un'opera d'arte da gustare e apprezzare.

Buon appetito!

Capitolo 1: Ingredienti e Attrezzi Essenziali

La cucina italiana è rinomata in tutto il mondo per la sua semplicità raffinata e i sapori vibranti che prendono vita attraverso l'uso di ingredienti freschi e di alta qualità. In questo capitolo, esploreremo gli ingredienti e gli attrezzi essenziali che sono la base della cucina italiana, fornendo una guida dettagliata per selezionare e utilizzare al meglio questi elementi fondamentali.

Elenco degli ingredienti chiave

1. Olio d'oliva extra vergine: L'olio d'oliva è il pilastro della cucina italiana e viene utilizzato in molte preparazioni, sia come condimento che come ingrediente di cottura. Opta per un olio d'oliva di alta qualità, preferibilmente extra vergine, per garantire il massimo sapore e aroma.

2. _Pomodori:_ Dai pomodori freschi alle conserve di pomodoro, questo ortaggio versatile è un elemento indispensabile in molte ricette italiane, dalle salse ai piatti principali.

3. _Aglio:_ L'aglio aggiunge profondità e complessità ai piatti italiani e viene spesso utilizzato come base per sughi, zuppe e condimenti.

4. _Basilico:_ Questa erba aromatica fresca è un elemento chiave in molte ricette italiane, in particolare nella preparazione del pesto, ma è anche un condimento versatile per insalate, piatti di pasta e piatti a base di carne e pesce.

5. Parmigiano Reggiano: Conosciuto come il "re dei formaggi", il Parmigiano Reggiano è un formaggio a pasta dura e a lunga stagionatura che conferisce un sapore ricco e complesso a una vasta gamma di piatti italiani, tra cui pasta, insalate e antipasti.

6. Pasta: Dalla pasta secca alle varietà fresche fatte in casa, la pasta è un elemento fondamentale della cucina italiana. Scegli tra una vasta gamma di forme e tipi di pasta per adattarsi alle diverse ricette e preferenze personali.

7. Vino: Il vino è un componente essenziale della cultura gastronomica italiana e viene spesso utilizzato nella preparazione di piatti, oltre che essere servito come accompagnamento. Scegli vini italiani di qualità per esaltare i sapori dei tuoi piatti.

8. Farina di grano duro: La farina di grano duro è la base per la maggior parte delle paste fresche fatte in casa e fornisce la struttura e la consistenza desiderate per i piatti di pasta.

9. Prosciutto di Parma: Questo prosciutto crudo stagionato è rinomato per il suo sapore dolce e delicato e viene spesso utilizzato come ingrediente o antipasto.

10. Peperoncino: Il peperoncino fresco o secco è un elemento comune nella cucina italiana e aggiunge un tocco di calore e vivacità a molti piatti.

Strumenti e Attrezzi Essenziali

1. Un buon coltello da cucina: Un coltello affilato è essenziale per tagliare, affettare e tritare gli ingredienti con precisione e sicurezza.

2. Una pentola capiente per la pasta: Investi in una pentola di dimensioni adeguate per cucinare la pasta in modo uniforme e senza attaccare.

3. Una padella antiaderente di alta qualità: Una padella antiaderente è indispensabile per la preparazione di molte ricette italiane, dalle uova strapazzate alle frittate e ai piatti di pasta.

4. Una grattugia per formaggio: Per grattugiare formaggi come il Parmigiano

Reggiano e altri ingredienti freschi come limone e aglio.

5. _Un set di mestoli e utensili da cucina:_
Assicurati di avere un set completo di mestoli e utensili da cucina per mescolare, girare e servire i tuoi piatti con facilità.

Con questi ingredienti e attrezzi essenziali a portata di mano, sarai pronto a immergerti nella magica esperienza della cucina italiana, creando piatti deliziosi e autentici che delizieranno i tuoi ospiti e la tua famiglia.

<u>**Sezione 2: Descrizione degli Strumenti e degli Attrezzi da Cucina Essenziali**</u>

Per preparare i deliziosi piatti della cucina italiana con maestria, è essenziale dotarsi degli strumenti e degli attrezzi giusti. In questa sezione, esploreremo una selezione accurata di utensili indispensabili per ogni cucina italiana.

Le Basici Fondamentali

<u>*1. Coltelli da Cucina:*</u>

I coltelli costituiscono la spina dorsale di ogni preparazione culinaria. Ogni cucina dovrebbe essere dotata di un set di coltelli di alta qualità, tra cui:

- Coltello da Chef: Ideale per tagliare verdure, carni e altri ingredienti.

- Coltello per Sfilettare: Perfetto per disossare e sfilettare pesce e carne.

- Coltello da Pane: Utile per affettare pane croccante e altre preparazioni da forno.

2. *Battitori e Fruste:*

- Battitore a Mano: Utilizzato per montare uova, sbattere creme e incorporare aria negli impasti.

- Frusta a Mano: Perfetta per emulsionare salse, montare panna e preparare dolci.

3. *Mestoli e Palette:*

- Mestolo: Indispensabile per servire zuppe, brodi e minestre.

- Paletta per Girare: Utile per rosolare e girare alimenti in padella.

4. Padelle e Pentole:

- Padella antiaderente: Ottima per rosolare e cuocere alimenti senza che si attacchino.

- Pentola a Pressione: Ideale per ridurre i tempi di cottura di legumi e carni.

Gli Utensili Specializzati

1. Scolapasta:

Fondamentale per scolare la pasta e i vegetali dopo la cottura.

2. Grattugia:

Perfetta per grattugiare formaggi, verdure e aromi come aglio e zenzero.

3. Setaccio:

Utilizzato per setacciare farina e zucchero, garantendo una consistenza fine e priva di grumi.

4. Pelapatate:

Indispensabile per pelare patate, carote e altre verdure con facilità.

5. Taglieri:

- Tagliere in Legno: Ideale per affettare salumi, formaggi e pane.
- Tagliere in Plastica: Pratico per tagliare carne cruda e pesce.

Gli Strumenti da Forno

1. Teglie da Forno:

- Teglia da Pizza: Perfetta per cuocere pizza e focacce in modo uniforme.
- Teglia da Plumcake: Utilizzata per preparare dolci e torte salate.

2. Stampi da Dolci:

- Stampo per Torta: Fondamentale per preparare torte e crostate di varie dimensioni.

- Stampo per Muffin: Ideale per preparare muffin e cupcake monoporzione.

Scegliere gli strumenti giusti è fondamentale per raggiungere il successo in cucina. Investire in utensili di qualità garantirà non solo risultati migliori, ma renderà anche l'esperienza culinaria più piacevole e gratificante. Prenditi il tempo necessario per selezionare attentamente gli strumenti che meglio si adattano alle tue esigenze e goditi il processo di creazione dei piatti italiani più deliziosi nella comodità della tua cucina.

Capitolo 2: Antipasti

<u>Sezione 1: Selezione di Antipasti Classici Italiani</u>

L'arte dell'antipasto è una celebrazione della freschezza, della semplicità e della convivialità italiana. Questi preludi gustosi alla cena incarnano l'essenza della cucina italiana, offrendo un assaggio del viaggio culinario che sta per svelarsi. Dalla croccante bruschetta ai piatti misti di antipasti che abbracciano una varietà di sapori e texture, fino ai crostini delicati e raffinati, questa selezione di antipasti classici è un invito irresistibile a gustare la dolcezza del vivere all'italiana.

Bruschetta: Un'icona della cucina italiana, la bruschetta incanta i sensi con la sua semplicità e il suo sapore robusto. Inizialmente una rurale prelibatezza toscana, la bruschetta ha conquistato il mondo con la sua combinazione di pane tostato, aglio, pomodori freschi e basilico profumato. La sua preparazione è un'arte sottile: il pane deve essere tostato fino a raggiungere una croccantezza dorata, poi sfregato con uno spicchio d'aglio per impartire un tocco di sapore, prima di essere generosamente condito con pomodori freschi a cubetti, basilico aromatico, olio d'oliva extravergine e una spruzzata di sale marino.

Piatti Misti di Antipasti: Questo sontuoso assortimento di prelibatezze culinarie è un trionfo della varietà e dell'abbondanza. Un piatto misto di antipasti invita i commensali a esplorare un mondo di sapori, con una selezione di formaggi, salumi, verdure sott'olio, olive, e altre delizie culinarie. Dagli straccetti di prosciutto crudo alle fette di salame piccante, dal formaggio pecorino stagionato alle melanzane grigliate marinate, ogni morso è un'esplosione di gusto che delizia il palato e soddisfa l'anima.

Crostini: Simbolo di raffinatezza e gusto, i crostini sono un'ode alla semplicità e all'eleganza della cucina italiana. Queste fettine di pane croccante, spesso arricchite con una generosa spalmata di pate o una salsa aromatica, sono un piacere per i sensi. Dai crostini con fegatini di pollo, impreziositi da una dolce composta di cipolle rosse caramellate, ai crostini con pomodori secchi e formaggio di capra, ogni boccone è una sinfonia di sapori armoniosi che danzano delicatamente sulla lingua.

Questa selezione di antipasti classici italiani incarna l'anima e il cuore della cucina italiana, offrendo un'esperienza culinaria straordinaria che è tanto soddisfacente quanto deliziosa. Preparati a deliziare i tuoi ospiti con queste prelibatezze, mentre ti immergi nell'arte e nella gioia della cucina italiana.

Sezione 2: Varianti e Varianti Creative sui Piatti Tradizionali di Antipasti

Nella cucina italiana, la tradizione è fondamentale, ma c'è sempre spazio per la creatività e l'innovazione. Nei piatti tradizionali di antipasti, esistono numerose varianti e interpretazioni che permettono ai cuochi di esprimere la propria personalità e mettere in mostra il proprio talento culinario. In questa sezione, esploreremo alcune di queste varianti creative, offrendo ispirazione per aggiungere un tocco unico ai classici antipasti italiani.

Bruschette Rivisitate:

Le bruschette sono un classico antipasto italiano, ma le loro possibilità di personalizzazione sono infinite. Oltre alla tradizionale bruschetta al pomodoro, si possono sperimentare diverse combinazioni di ingredienti per creare gusti unici e sorprendenti. Ad esempio, una bruschetta con fiori di zucca fritti e ricotta fresca offre un contrasto delizioso tra la croccantezza dei fiori e la cremosità della ricotta. Oppure, una bruschetta con prosciutto crudo, fichi e formaggio di capra regala un equilibrio perfetto tra dolcezza e salato. Le possibilità sono infinite, permettendo ai cuochi di giocare con ingredienti di stagione e combinazioni di sapori inaspettate.

Crostini Innovativi:

I crostini sono un'altra opzione versatile per gli antipasti, con la possibilità di essere arricchiti con una varietà di condimenti e topping. Oltre ai classici crostini con fegatini di pollo o pomodori secchi, si possono sperimentare versioni più audaci e originali. Ad esempio, crostini con ricotta e miele, guarniti con noci tritate e una spruzzata di pepe nero, offrono un mix irresistibile di dolcezza e croccantezza. Oppure, crostini con avocado schiacciato e gamberi saltati al limone creano un contrasto fresco e vibrante. L'importante è mantenere un equilibrio tra i sapori e assicurarsi che ogni morso offra una nuova esperienza gustativa.

Antipasti di Mare Creativi:
Gli antipasti a base di pesce offrono un'ampia gamma di opportunità per la creatività in cucina. Oltre ai classici antipasti di mare come il carpaccio di tonno o le cozze al vapore, si possono esplorare combinazioni più audaci e originali. Ad esempio, un antipasto di gamberi marinati con agrumi e peperoncino offre un mix esplosivo di

sapori e una presentazione accattivante. Oppure, un'insalata di polpo con patate, olive e pomodorini rappresenta un piatto fresco e leggero, perfetto per l'estate. Con l'abbondanza di frutti di mare disponibili, i cuochi possono lasciare libera la propria immaginazione e creare antipasti che sorprendano e delizino i commensali.

Nella cucina italiana, la creatività è una parte essenziale della tradizione culinaria. Sperimentare con varianti e interpretazioni dei piatti tradizionali di antipasti permette ai cuochi di portare un tocco personale ai loro menu e offrire esperienze gastronomiche uniche ai propri ospiti. Con ingredienti freschi e di alta qualità, e un po' di fantasia, è possibile trasformare anche i piatti più classici in opere d'arte culinarie. Che si tratti di bruschette, crostini o antipasti di mare, l'importante è lasciarsi ispirare dalla ricchezza della cucina italiana e mettere in mostra il proprio talento e la propria passione per il cibo. Buon appetito!

Capitolo 3: Primi Piatti

Se c'è una cosa che incarna l'anima della cucina italiana, sono i primi piatti. Questi deliziosi piatti, spesso a base di pasta, riso o zuppe, sono una celebrazione della semplicità e della ricchezza dei sapori italiani. In questo capitolo, esploreremo una varietà di ricette per soddisfare ogni gusto e occasione.

Sezione 1: Raccolta di Piatti di Pasta, Risotti e Zuppe

Pasta: L'Arte Italiana

La pasta è senza dubbio uno degli alimenti più amati in tutto il mondo, e in Italia, viene preparata e consumata con una passione che va al di là delle parole. Dalla classica spaghetti alla carbonara ai ravioli ripieni di ricotta e spinaci, ogni regione italiana ha le sue specialità e tradizioni culinarie uniche.

Ricetta: Spaghetti alla Carbonara

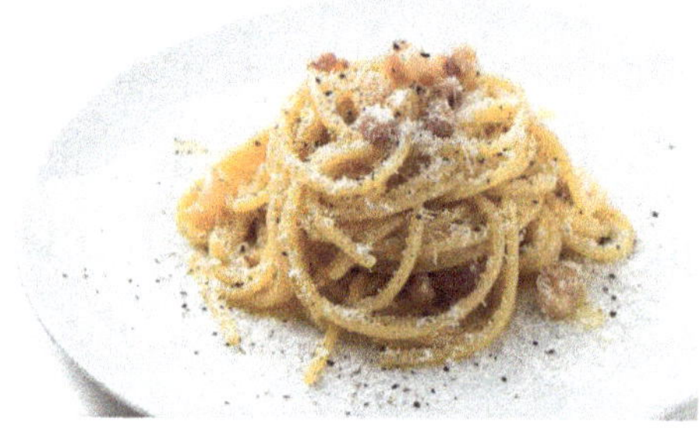

Ingredienti:

- 400g di spaghetti
- 200g di guanciale o pancetta
- 4 uova
- 100g di pecorino romano grattugiato
- Pepe nero macinato fresco
- Sale

Istruzioni:

1. In una padella, rosolate il guanciale o la pancetta fino a renderlo croccante.

2. In una ciotola, sbattete le uova con il pecorino romano e una generosa macinata di pepe nero.

3. Cuocete gli spaghetti in abbondante acqua salata fino a quando sono al dente.

4. Scolate gli spaghetti e trasferiteli nella padella con il guanciale, mescolando bene.

5. Aggiungete la miscela di uova e formaggio agli spaghetti caldi, mescolando rapidamente per amalgamare.

6. Servite immediatamente, guarnendo con altro pecorino e pepe nero.

Risotti: Il Comfort Food Italiano

Il risotto è un altro pilastro della cucina italiana, noto per la sua cremosità e versatilità. Con pochi ingredienti di base, come riso Arborio, brodo e formaggio, è possibile creare un piatto ricco e appagante che soddisferà anche i palati più esigenti.

Ricetta: Risotto ai Funghi Porcini

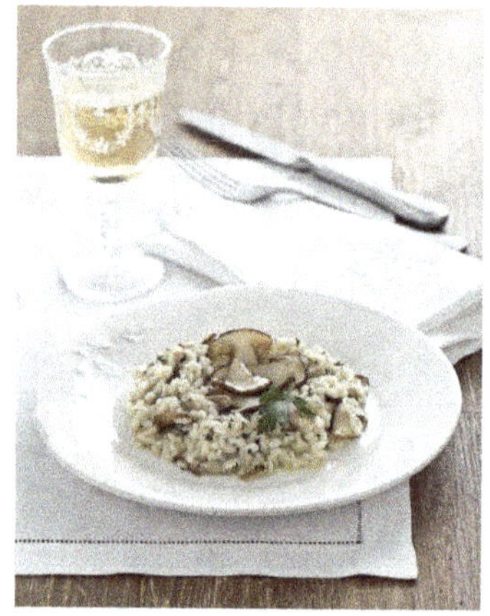

Ingredienti:
- 300g di riso Arborio
- 200g di funghi porcini freschi o secchi
- 1 cipolla tritata finemente
- 1 litro di brodo vegetale caldo
- 100ml di vino bianco secco
- 50g di burro
- 50g di Parmigiano Reggiano grattugiato

- Olio d'oliva
- Sale e pepe

Istruzioni:

1. In una padella, scaldate un po' di olio d'oliva e rosolate la cipolla fino a farla appassire.

2. Aggiungete i funghi porcini e cuoceteli finché sono dorati.

3. Aggiungete il riso Arborio e tostatelo per qualche minuto.

4. Versate il vino bianco e lasciate evaporare.

5. Iniziate ad aggiungere il brodo vegetale un mestolo alla volta, mescolando continuamente fino a quando il riso è cotto al dente e la consistenza è cremosa.

6. Spegnete il fuoco e aggiungete il burro e il Parmigiano Reggiano grattugiato, mescolando bene.

7. Regolate di sale e pepe secondo il gusto e servite caldo.

Zuppe: Sapore e Semplicità

Le zuppe sono un'altra parte fondamentale della tradizione culinaria italiana, offrendo comfort e nutrimento in ogni cucchiaiata. Dalle zuppe di verdure alle zuppe di legumi e cereali, ci sono infinite variazioni da esplorare e gustare.

Ricetta: Zuppa di Pomodoro e Basilico

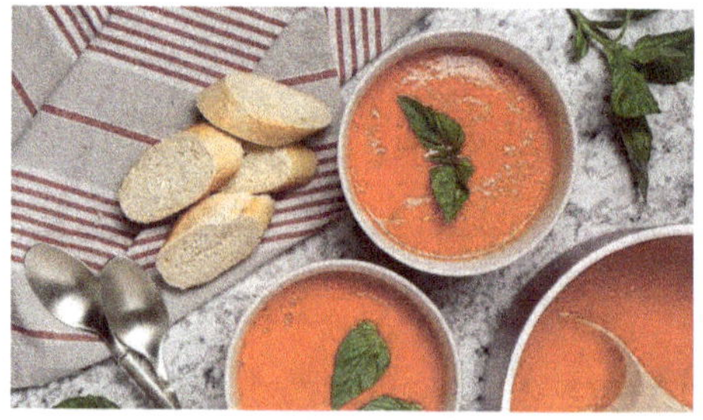

Ingredienti:
- 1kg di pomodori maturi
- 2 spicchi d'aglio

- 1 cipolla tritata finemente
- 1 mazzetto di basilico fresco
- 1 litro di brodo vegetale
- Olio d'oliva
- Sale e pepe

Istruzioni:

1. In una pentola capiente, scaldate un po' di olio d'oliva e rosolate l'aglio e la cipolla fino a farli dorare leggermente.

2. Aggiungete i pomodori tagliati a pezzi e cuocete per circa 10 minuti.

3. Aggiungete il brodo vegetale e lasciate cuocere a fuoco lento per circa 30 minuti.

4. Aggiungete il basilico fresco e regolate di sale e pepe secondo il gusto.

5. Frullate la zuppa con un frullatore ad immersione fino a ottenere una consistenza liscia e vellutata.

6. Servite la zuppa calda, guarnendo con foglie di basilico fresco e un filo d'olio d'oliva.

Con questa ricca selezione di piatti di pasta, risotti e zuppe, potrai deliziare i tuoi ospiti e portare il gusto autentico dell'Italia sulla tua tavola.

Sezione 2: Ricette per la pasta fatta in casa e varie forme di pasta

La pasta è il cuore della cucina italiana, un'arte che va oltre il semplice atto di preparare un pasto. È una tradizione che si tramanda da generazioni, unisce le famiglie intorno al tavolo e porta gioia a ogni morso. Nella sezione seguente, esploreremo le deliziose ricette per la pasta fatta in casa e le molte forme di pasta che abbelliscono i piatti italiani.

1. La Semplicità della Pasta Fatta in Casa

La pasta fatta in casa è un'esperienza sensoriale. Il profumo della farina che si mescola con l'aria, la consistenza setosa dell'impasto sotto le mani abili e il suono rassicurante della pasta che si stende sulla tavola. Preparare la pasta in casa è un atto di amore e dedizione, che trasforma ingredienti semplici in un piatto straordinario.

Ricetta: Tagliatelle Fatte in Casa

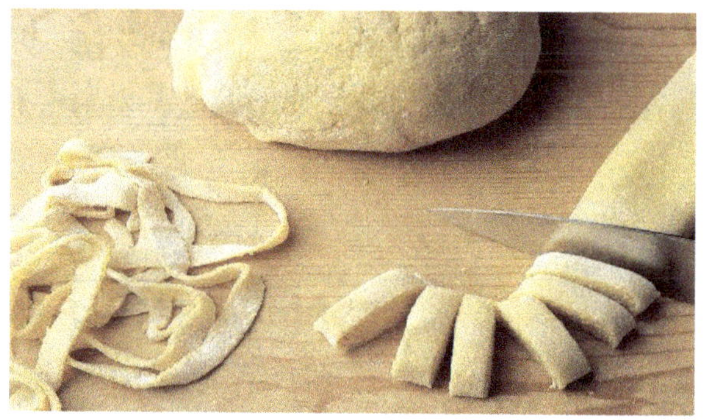

Ingredienti:
- 300g di farina di semola di grano duro
- 3 uova grandi
- Sale q.b.

Istruzioni:
1. Su una superficie di lavoro pulita, formate una fontana con la farina e

aggiungete le uova al centro. Aggiungete un pizzico di sale.

2. Con una forchetta, sbattete leggermente le uova e iniziate a incorporare gradualmente la farina fino a formare un impasto.

3. Impastate l'impasto con le mani fino a quando diventa liscio ed elastico, circa 10-15 minuti.

4. Avvolgete l'impasto in pellicola trasparente e lasciate riposare in frigorifero per almeno 30 minuti.

5. Dividete l'impasto in pezzi più piccoli e stendete ogni pezzo con un mattarello fino a ottenere uno spessore di circa 1-2 mm.

6. Tagliate l'impasto in strisce larghe circa 1 cm per fare le tagliatelle.

7. Cuocete le tagliatelle in abbondante acqua salata per 2-3 minuti o fino a quando sono al dente. Scolate e servite con il condimento desiderato.

2. *Esplorando le Forme di Pasta Italiana*

La pasta italiana è una festa per i sensi, con una vasta gamma di forme e texture che soddisfano ogni preferenza e palato. Ogni regione d'Italia ha le sue specialità di pasta, dalle lunghe e sottili spaghetti alle piccole e ripiene ravioli. Esplorare le varie forme di pasta è un viaggio culinario attraverso il paese, unendo le tradizioni locali con l'amore per il cibo.

Ricetta: Ravioli con Ripieno di Ricotta e Spinaci

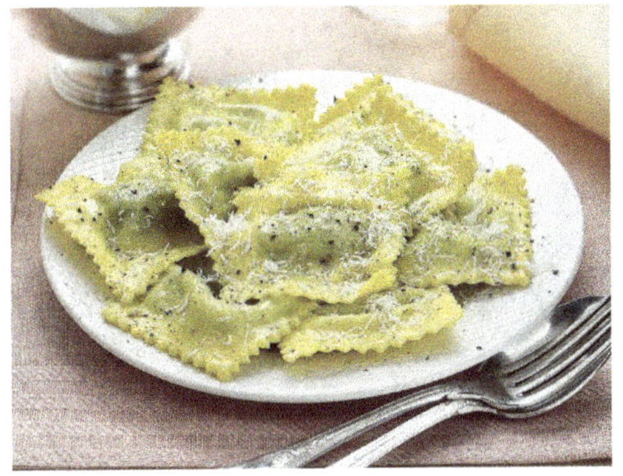

Ingredienti:

- Per la pasta:
  - 300g di farina 00
  - 3 uova grandi
  - Sale q.b.
- Per il ripieno:
  - 250g di ricotta fresca
  - 200g di spinaci freschi, cotti e strizzati
  - 50g di parmigiano grattugiato
  - Noce moscata q.b.
  - Sale e pepe q.b.

Istruzioni:

1. Preparate l'impasto per la pasta seguendo le istruzioni della ricetta precedente.

2. Per il ripieno, mescolate la ricotta, gli spinaci, il parmigiano grattugiato e una grattugiata di noce moscata in una ciotola. Aggiustate di sale e pepe secondo il vostro gusto.

3. Stendete sottilmente l'impasto per la pasta e tagliatelo in quadrati di dimensioni uniformi.

4. Mettete un cucchiaino di ripieno al centro di metà dei quadrati di pasta.

5. Coprite con un altro quadrato di pasta e sigillate i bordi premendo con le dita o una forchetta.

6. Cuocete i ravioli in abbondante acqua salata per 2-3 minuti o fino a quando sono al dente. Scolateli delicatamente e serviteli con una salsa di pomodoro fresco o burro e salvia.

Con queste deliziose ricette per la pasta fatta in casa e le varie forme di pasta, potrete portare il gusto autentico dell'Italia direttamente sulla vostra tavola. Buon appetito!

Section 3: Suggerimenti per Ottenere la Perfetta Consistenza al Dente e Combinazioni di Sapori.

La cucina italiana è rinomata per la sua pasta perfettamente al dente, una qualità che si ottiene quando la pasta è cotta fino a essere tenera ma conserva ancora una leggera resistenza alla masticazione. Ottenere questa consistenza ideale richiede un equilibrio delicato tra tempo di cottura e qualità degli ingredienti. Ecco alcuni suggerimenti pratici per garantire che la tua pasta sia sempre al dente:

1. Scegliere la Pasta Giusta:

- La scelta della pasta giusta è fondamentale per ottenere una consistenza al dente. Opta per pasta di alta qualità fatta con semola di grano duro, che ha la giusta consistenza per mantenere la sua forma durante la cottura.

2. Utilizzare Abbondante Acqua Salata:

- Assicurati di usare una pentola abbastanza grande e riempila con abbondante acqua salata. La pasta ha bisogno di spazio sufficiente per muoversi liberamente durante la cottura e l'aggiunta di sale all'acqua aiuta a insaporire la pasta dall'interno.

3. Seguire i Tempi di Cottura Raccomandati:

- Ogni tipo di pasta ha un tempo di cottura specifico, quindi segui attentamente le istruzioni sulla confezione. Tuttavia, il tempo di cottura indicato è solo un punto di partenza; assaggia la pasta alcuni minuti prima del termine indicato per assicurarti che sia al dente.

4. Testare la Cottura:

- La miglior indicazione della cottura al dente è il tuo palato. Preleva un pezzo di pasta con una forchetta e assaggialo. La pasta dovrebbe essere tenera ma ancora leggermente soda al centro.

5. Fermare la Cottura al Momento Giusto:

- Una volta raggiunta la consistenza desiderata, scola immediatamente la pasta e fermare la cottura risciacquandola con acqua fredda. Questo impedisce alla pasta di cuocere ulteriormente eccessivamente.

Oltre alla consistenza al dente, un altro elemento chiave della cucina italiana è la combinazione di sapori equilibrati. Ecco alcuni suggerimenti per creare armoniose combinazioni di sapori nei tuoi primi piatti:

1. Rispetta le Tradizioni Regionali:

- Ogni regione italiana ha le proprie specialità culinarie e combinazioni di sapori distintive. Studia le tradizioni regionali e sperimenta con ingredienti locali per creare piatti autentici e gustosi.

2. Bilancia i Sapori:

- Bilancia i sapori dolci, salati, acidi e amari nei tuoi piatti per creare un equilibrio armonioso. Ad esempio, se un piatto è ricco e cremoso, potresti bilanciarlo con un tocco di acidità fresca da aggiungere alla fine.

3. Esplora le Erbe e le Spezie:

- Le erbe fresche e le spezie secche sono fondamentali per aggiungere profondità e complessità ai piatti italiani. Sperimenta con combinazioni di erbe e spezie per trovare il giusto equilibrio di sapori.

4. Gioca con le Texture:

- Oltre ai sapori, le diverse texture possono aggiungere interesse e piacere al palato. Combina ingredienti croccanti con altri morbidi o cremosi per una varietà sensoriale.

Seguendo questi suggerimenti, sarai in grado di preparare primi piatti italiani che non solo delizieranno il palato, ma trasporteranno i tuoi ospiti direttamente in Italia con ogni morso.

Capitolo 4: Secondi Piatti

Sezione 1: Assortimento di Piatti Principali

Nella cucina italiana, i secondi piatti rappresentano il cuore e l'anima del pasto, offrendo una varietà di opzioni per soddisfare ogni palato. Dai piatti a base di carne e pollame ai frutti di mare e alle prelibatezze vegetariane, c'è qualcosa per tutti i gusti e le occasioni.

1. Piatti a Base di Carne:

La carne occupa un posto di riguardo nella cucina italiana, con piatti succulenti che celebrano la ricchezza e la diversità delle tradizioni culinarie regionali. Dai tagli di manzo ai gustosi piatti di maiale e agnello, ecco alcuni dei piatti di carne più amati:

- ***Ossobuco alla Milanese:*** Originario della città di Milano, l'ossobuco è un piatto ricco e robusto preparato con fette di stinco di vitello brasate lentamente in un sugo aromatico a base di vino bianco, brodo di carne, pomodori e aromi. Servito tradizionalmente con risotto alla milanese, l'ossobuco è un piatto iconico della cucina lombarda.

- ***Bistecca alla Fiorentina:*** Un classico della cucina toscana, la bistecca alla fiorentina è una succulenta bistecca di manzo tagliata dal lombo, cotta alla griglia e condita semplicemente con olio d'oliva, sale e pepe. La sua carne tenera e saporita è un vero piacere per i buongustai, e viene spesso accompagnata da contorni di verdure grigliate o patate arrosto.

- ***Saltimbocca alla Romana:*** Questo piatto romano è un tripudio di sapori, combinando sottili fette di vitello avvolte in prosciutto crudo e salvia, poi saltate in padella con burro e vino bianco fino a ottenere una doratura perfetta. Il risultato è un piatto gustoso e aromatico che incanta i sensi con ogni morso.

2. Piatti a Base di Pollame:

Il pollame è un elemento versatile nella cucina italiana, utilizzato in una varietà di piatti che spaziano dalle classiche ricette alla griglia alle preparazioni al forno e in umido. Ecco alcune opzioni deliziose da provare:

- ***Pollo alla Cacciatora:*** Questo piatto rustico e saporito è una celebrazione della cucina contadina italiana, con pezzi di pollo cotti lentamente in un sugo robusto a base di pomodori, cipolle, carote, vino rosso e aromi. Servito con polenta cremosa o pane croccante, il pollo alla cacciatora è un comfort food che riscalda il cuore.

- ***Petto di Pollo Ripieno:*** Un piatto elegante e raffinato, il petto di pollo ripieno è un'esplosione di sapori e colori. I petti di pollo vengono farciti con una varietà di ingredienti, come spinaci, formaggi, e prosciutto, poi arrotolati e cotti al forno fino a doratura. Tagliati a fette e serviti con una salsa cremosa, i petti di pollo ripieno sono una vera delizia per il palato.

- ***Pollo Arrosto con Patate:*** Un classico della cucina casalinga italiana, il pollo arrosto con patate è un piatto comfort che evoca i sapori e i profumi delle domeniche in famiglia. Il pollo intero viene insaporito con aglio, rosmarino e limone, poi arrostito lentamente in forno insieme alle patate fino a ottenere una crosta dorata e croccante. Servito con una fresca insalata verde, questo piatto è un successo garantito con grandi e piccini.

3. Piatti a Base di Pesce:

Con oltre 7.000 chilometri di costa, l'Italia vanta una tradizione marinara ricca e variegata, con una vasta gamma di piatti a base di pesce che riflettono l'abbondanza del Mediterraneo. Ecco alcune prelibatezze da gustare:

- ***Risotto ai Frutti di Mare:*** Questo piatto cremoso e ricco è una celebrazione dei sapori del mare, con riso cotto lentamente in un brodo di pesce aromatico e arricchito con una varietà di frutti di mare freschi, come cozze, vongole, gamberi e calamari. Finemente condito con prezzemolo fresco e una spruzzata di limone, il risotto ai frutti di mare è un piatto elegante che conquista i palati più raffinati.

- ***Spaghetti alle Vongole:*** Un classico della cucina italiana, gli spaghetti alle vongole sono un piatto semplice ma incredibilmente gustoso, con pasta cotta al dente e arricchita con vongole fresche, aglio, peperoncino e prezzemolo. La semplicità degli ingredienti permette ai sapori del mare di brillare, creando un piatto leggero e fresco che è perfetto per una cena estiva.

- ***Branzino al Forno:*** Questo piatto di pesce al forno è una scelta elegante e salutare, con filetti di branzino marinati in olio d'oliva, limone e erbe aromatiche, poi cotti al forno fino a raggiungere una doratura perfetta. Servito con contorni di verdure grigliate o una fresca insalata mista, il branzino al forno è un piatto leggero e delizioso che fa onore alla tradizione culinaria italiana.

4. Piatti Vegetariani:

La cucina italiana offre una vasta gamma di piatti vegetariani che sono sia deliziosi che nutrienti, celebrando la freschezza e la bontà degli ingredienti vegetali. Ecco alcuni piatti che faranno felici anche i non vegetariani:

- ***Melanzane alla Parmigiana:*** Questo piatto comfort è un trionfo di sapori e consistenze, con fette di melanzane grigliate alternate con salsa di pomodoro, mozzarella e parmigiano, poi gratinate al forno fino a ottenere una crosta dorata e croccante. Servito con una spruzzata di

Sezione 2: Istruzioni per Cucinare Carne e Pesce alla Perfezione

Preparare carne e pesce con maestria è un'arte che richiede precisione, attenzione ai dettagli e una buona comprensione delle tecniche di cottura. In questa sezione, esploreremo le migliori pratiche per garantire che i tuoi secondi piatti siano sempre deliziosi e apprezzati.

Selezione degli Ingredienti

Prima di iniziare a cucinare, è fondamentale selezionare ingredienti di alta qualità. Per la carne, cerca tagli freschi e ben marmorizzati, che garantiscono tenerezza e sapore. Per il pesce, opta per varietà fresche e provenienti da fonti sostenibili, assicurandoti che gli occhi siano chiari e le branchie rosse o rosa.

Preparazione

Prima di cucinare carne e pesce, è importante prepararli correttamente. Per la carne, assicurati di rimuovere eventuali eccessi di grasso e di stagionarla generosamente con sale e pepe per migliorare il sapore. Per il pesce, rimuovi eventuali lische e pelli in eccesso e puliscilo accuratamente sotto acqua corrente fredda.

Tecniche di Cottura per la Carne

Esistono diverse tecniche di cottura per la carne, ognuna delle quali produce risultati unici. Per bistecche e tagli di carne più spessi, la grigliatura è una scelta popolare. Riscalda la griglia a fuoco medio-alto e cuoci la carne per il tempo necessario per raggiungere il grado di cottura desiderato, ruotandola una volta per ottenere una grigliatura uniforme su entrambi i lati.

La cottura al forno è ideale per arrosti e tagli di carne più grandi. Preriscalda il forno alla temperatura desiderata e posiziona la carne su una teglia, facendo attenzione a non sovrapporla. Cuoci la carne per il tempo consigliato, girandola a metà cottura per garantire una cottura uniforme.

Per le ricette a base di carne in umido, come spezzatini e brasati, la cottura lenta è la chiave del successo. Usa una pentola o una casseruola resistente al calore e cuoci la carne a fuoco basso per diverse ore, permettendo ai sapori di mescolarsi e alla carne di diventare tenera e succosa.

Tecniche di Cottura per il Pesce

Per il pesce, la grigliatura è una tecnica preferita che permette di ottenere una cottura uniforme e un sapore leggermente affumicato. Preriscalda la griglia a fuoco medio e spennella il pesce con olio d'oliva e aromi a piacere prima di cuocerlo per pochi minuti per lato, fino a quando risulta tenero e dorato.

La cottura al cartoccio è un'alternativa sana e deliziosa per il pesce. Avvolgi il pesce in fogli di alluminio o pergamena insieme a verdure e aromi, sigilla bene il pacchetto e cuoci in forno per il tempo necessario per una cottura uniforme e una presentazione spettacolare.

La frittura è un'altra opzione popolare per il pesce, che produce un risultato croccante e dorato. Scalda l'olio in una padella profonda e immergi il pesce nella pastella o nel pangrattato prima di friggerlo fino a quando non è dorato e croccante su entrambi i lati.

Consigli Utili

Indipendentemente dalla tecnica di cottura scelta, ci sono alcuni consigli utili da tenere a mente per garantire il successo in cucina. Assicurati sempre di non sovraccaricare la padella o la griglia, in modo da consentire una cottura uniforme e una distribuzione uniforme del calore. Misura sempre la temperatura interna della carne o del pesce con un termometro per alimenti per garantire che sia cotta in modo sicuro. Infine, lascia riposare la carne e il pesce per alcuni minuti prima di servirli, in modo che i succhi possano redistribuirsi e i sapori intensificarsi.

Con queste tecniche e suggerimenti, sarai in grado di cucinare carne e pesce alla perfezione ogni volta, deliziando i tuoi commensali con piatti deliziosi e appaganti. Buon appetito!

<u>**Sezione 3: Suggerimenti per Abbinare Contorni e Vini**</u>

La scelta del vino giusto per accompagnare un piatto è una forma d'arte in sé, e quando si tratta dei secondi piatti della cucina italiana, è fondamentale trovare il connubio perfetto tra vino e contorno per esaltare i sapori e creare un'esperienza gastronomica indimenticabile. Ecco alcuni consigli utili per guidarti nella selezione dei contorni e dei vini più adatti:

Considera il Profilo del Vino

Prima di tutto, è importante considerare il profilo del vino che stai servendo. Se il tuo secondo piatto è a base di carne rossa, come un gustoso brasato o una fiorentina alla griglia, opta per un vino robusto e strutturato, come un Chianti Classico o un

Barolo. Questi vini hanno la complessità e la robustezza necessarie per bilanciare i sapori intensi della carne.

Se, invece, stai preparando un secondo piatto a base di pesce, come un fresco filetto di branzino al forno o delle succulente cozze alla marinara, punta su vini bianchi leggeri e freschi, come un Vermentino o un Pinot Grigio. Questi vini hanno un'acidità vivace e un profilo aromatico che si sposa splendidamente con i sapori delicati del pesce.

Crea un Equilibrio di Sapori

Un altro aspetto da tenere presente è creare un equilibrio di sapori tra il piatto principale e il contorno. Se il tuo secondo piatto è particolarmente ricco e saporito, come un ossobuco in umido o una bistecca alla fiorentina, cerca di bilanciare l'intensità con contorni leggeri e freschi, come una insalata mista o verdure grigliate. Questi contorni contribuiranno a pulire il palato tra un morso e l'altro, permettendo ai sapori del vino di emergere pienamente.

D'altra parte, se il tuo secondo piatto è più leggero e delicato, come un filetto di branzino alla griglia o una frittata di verdure, puoi osare con contorni più corposi e saporiti, come un purè di patate al tartufo o funghi trifolati. Questi contorni aggiungeranno profondità e complessità al pasto, completando il profilo aromatico del vino.

Non Dimenticare il Territorio

Infine, non dimenticare di considerare il territorio di provenienza del tuo piatto e del vino. La cucina italiana è ricca di tradizioni regionali e ogni regione ha i suoi piatti e vini caratteristici. Ad esempio, se stai preparando un piatto toscano, come una ribollita o una bistecca alla fiorentina, potrebbe essere interessante abbinarlo a un vino della stessa regione, come un Brunello di Montalcino o un Chianti Classico Riserva. Questo non solo contribuirà a creare un'esperienza culinaria autentica, ma anche a valorizzare i sapori e le tradizioni locali.

In conclusione, abbinare contorni e vini è un'arte che richiede un po' di pratica e sperimentazione, ma seguendo questi semplici suggerimenti sarai in grado di creare combinazioni deliziose e armoniose che renderanno ogni pasto un'esperienza memorabile. Che tu stia cucinando per una cena intima o per una festa con amici, un abbinamento perfetto di contorni e vini renderà il tuo pasto ancora più speciale.

Capitolo 5: Contorni

Sezione 1: Ricette per contorni di verdure, insalate e accompagnamenti a base di cereali

Nel vasto panorama della cucina italiana, i contorni occupano un posto speciale, aggiungendo colore, sapore e nutrizione ai pasti. In questa sezione, esploreremo una selezione di deliziose ricette per contorni che mettono in risalto la freschezza e la versatilità delle verdure, la leggerezza delle insalate e la sostanza dei cereali.

1. Insalata di Pomodori e Mozzarella

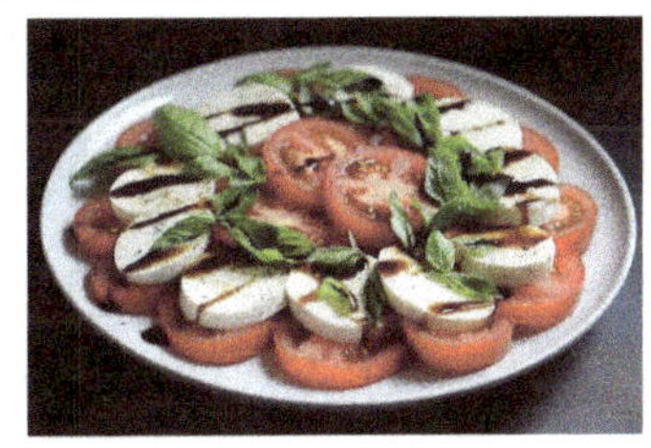

- Gli ingredienti semplici si combinano per creare un classico contorno italiano: pomodori maturi a fette, mozzarella fresca di bufala, basilico profumato e un filo di olio extravergine di oliva. Un'esplosione di freschezza in ogni morso, perfetta per accompagnare piatti di pasta o carne grigliata.

2. Verdure Grigliate Marinate

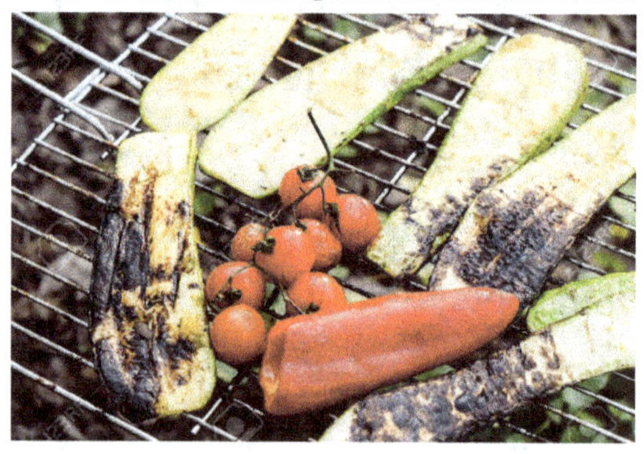

- Peperoni, melanzane, zucchine e cipolle rosse vengono grigliate fino a ottenere una leggera doratura e poi marinati in un mix di olio, aceto balsamico, aglio e erbe aromatiche. Questo contorno colorato e saporito è ideale per completare un pranzo estivo all'aperto o una cena informale.

3. Caponata Siciliana

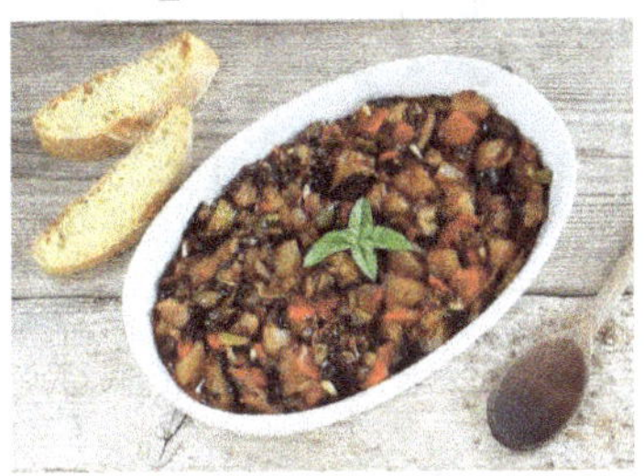

- Un piatto tipico della cucina siciliana, la caponata è una melodia di sapori dolci e agrodolci. Melanzane, pomodori, sedano, olive e capperi vengono stufati lentamente in una salsa di pomodoro, aceto e zucchero, creando un contorno avvolgente e ricco di profumi mediterranei.

4. Risotto ai Funghi Porcini

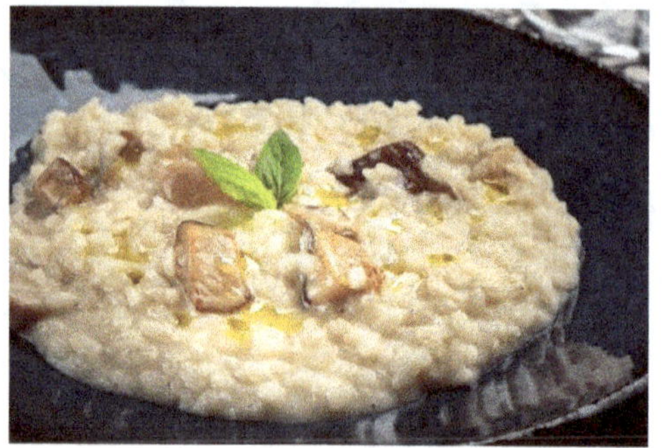

- Il risotto cremoso e avvolgente è un contorno versatile che si presta a una vasta gamma di ingredienti. In questa versione, i funghi porcini freschi aggiungono un sapore terroso e intenso, mentre il Parmigiano reggiano conferisce una nota di ricchezza e complessità. Perfetto da servire accanto a una grigliata di carne o pesce.

5. Insalata di Farro con Verdure Arrosto

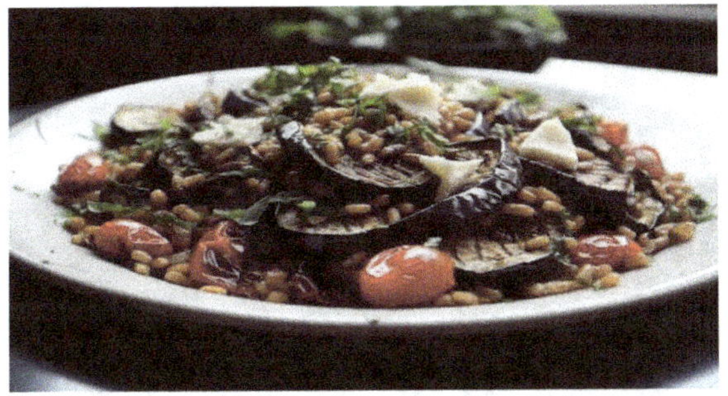

- Il farro, un antico cereale italiano, è la base di questa insalata nutriente e saporita. Le verdure di stagione vengono arrostite al forno per concentrare i sapori, poi mescolate al farro cotto al dente e condite con un vinaigrette leggero a base di limone e erbe aromatiche. Un contorno sostanzioso e salutare che si adatta a ogni occasione.

6. Fagiolini al Vapore con Mandorle e Limone

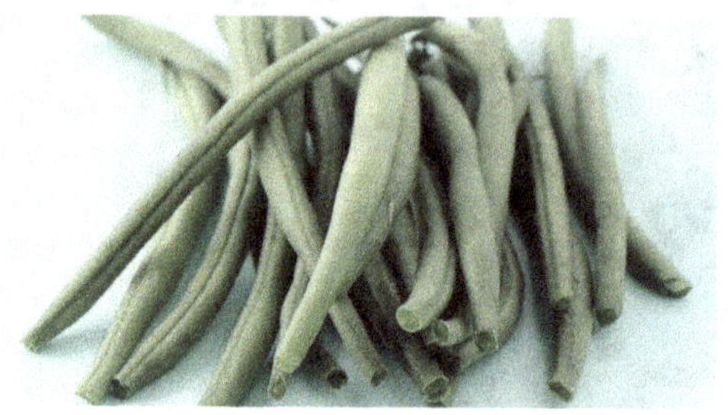

- I fagiolini freschi vengono cotti al vapore fino a raggiungere una consistenza croccante e brillante, poi arricchiti con mandorle tostate e scorza di limone grattugiata. Questo contorno leggero e rinfrescante è un accompagnamento perfetto per piatti di pesce o pollo alla griglia.

7. Carciofi Ripieni al Forno

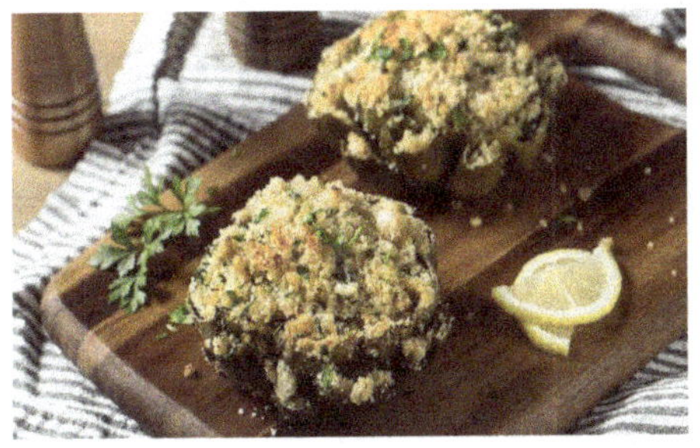

- I carciofi, gioielli della primavera italiana, diventano la star di questo contorno elegante e gustoso. Dopo essere stati svuotati e puliti, i carciofi vengono riempiti con un ripieno saporito a base di pangrattato, prezzemolo, aglio e formaggio pecorino, poi cotti al forno fino a doratura. Un piatto perfetto da servire come antipasto o contorno raffinato.

8. Insalata di Finocchio, Arance e Olive

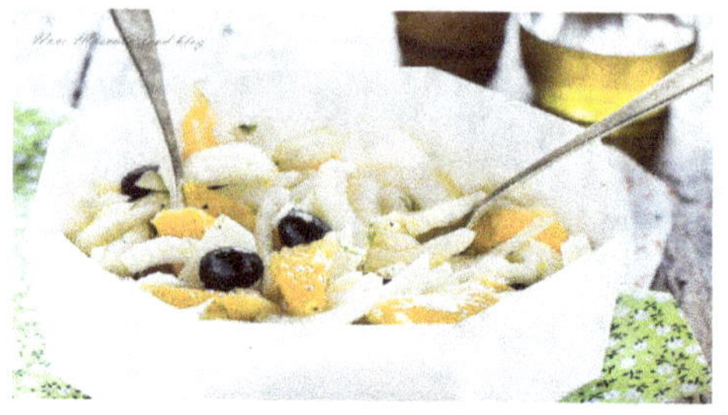

- Il finocchio croccante, le arance succose e le olive salate si uniscono in questa insalata fresca e vivace. Condita con olio extravergine di oliva, succo di limone e una spruzzata di pepe nero, questa insalata offre un equilibrio perfetto di sapori e texture. Ideale come contorno leggero o piatto di accompagnamento.

9. Orzotto con Zafferano e Zucchine

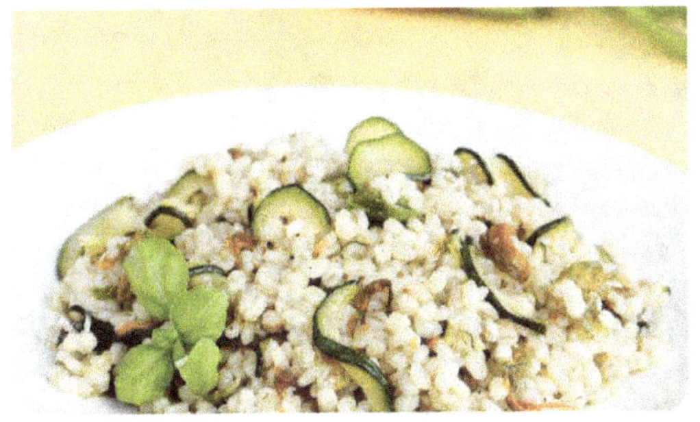

- Un'alternativa creativa al classico risotto, l'orzotto è preparato utilizzando l'orzo perlato al posto del riso. In questa ricetta, lo zafferano conferisce al piatto un colore dorato e un aroma delicato, mentre le zucchine aggiungono una nota di freschezza e leggerezza. Un contorno accattivante e pieno di gusto che farà bella figura sulla tua tavola.

<u>**10. Patate al Forno con Rosmarino e Parmigiano**</u>

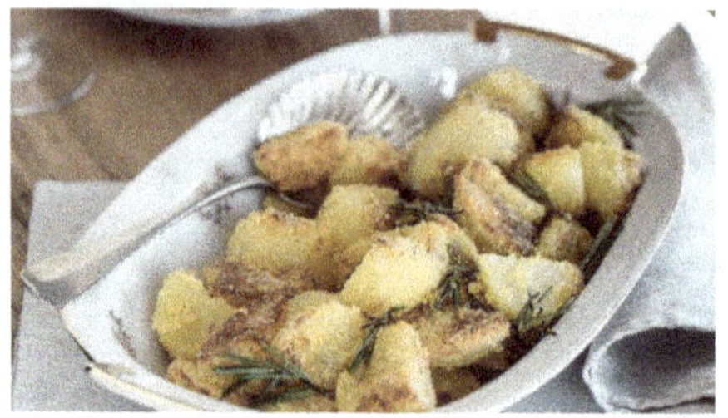

- Le patate, un classico comfort food italiano, sono trasformate in un contorno straordinario con l'aggiunta di rosmarino fresco e Parmigiano reggiano grattugiato. Tagliate a fette sottili e cotte al forno fino a diventare croccanti e dorati, queste patate sono il compagno perfetto per piatti di carne arrosto o grigliata.

Con queste ricette deliziose e creative, potrai trasformare i contorni in vere e proprie star dei tuoi pasti italiani. Buon appetito!

<u>Sezione 2: Idee per Incorporare Prodotti di Stagione e Erbe Aromatiche</u>

Nella cucina italiana, l'uso di prodotti di stagione e erbe aromatiche è fondamentale per creare piatti freschi e gustosi che rispecchiano la natura circostante e offrono una varietà di sapori e profumi unici. Qui di seguito, esploreremo alcune idee creative su come incorporare al meglio questi ingredienti nelle tue ricette di contorni.

<u>1. Insalata di Stagione con Erbe Fresche:</u>

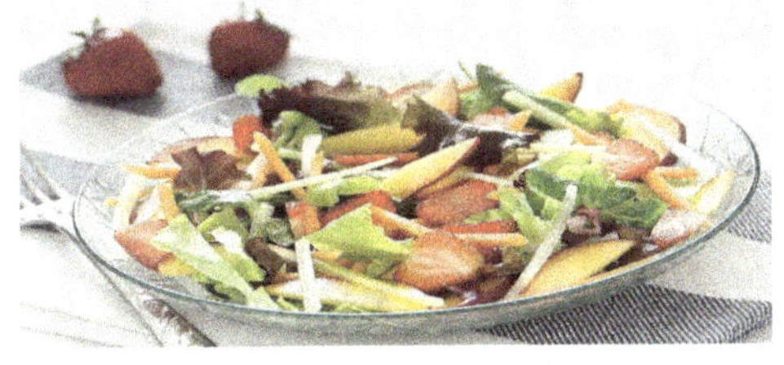

Sfrutta al massimo la freschezza dei prodotti di stagione preparando un'insalata colorata e croccante arricchita con una varietà di erbe aromatiche. Mescola foglie di lattuga croccante con pomodori succosi, cetrioli croccanti e carote dolci. Per dare un tocco di vivacità e aroma, aggiungi erbe fresche come basilico, prezzemolo e menta. Condisci con un'insalatiera di aceto balsamico e olio d'oliva extravergine per un tocco finale di raffinatezza.

2. *Patate al Forno con Rosmarino e Timo:*

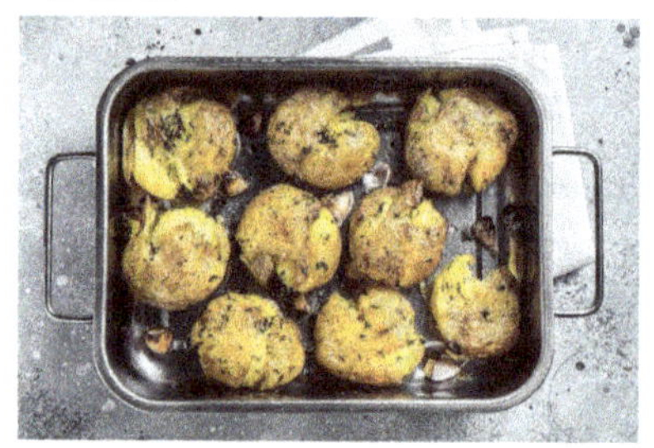

Le patate al forno rappresentano un contorno classico e confortante, ma puoi renderle ancora più deliziose aggiungendo erbe aromatiche come il rosmarino e il timo. Dopo aver tagliato le patate a fette spesse, condiscile con olio d'oliva, sale e pepe e spolvera generosamente con rosmarino fresco e foglie di timo. Cuoci nel forno fino a quando le patate non saranno dorate e croccanti all'esterno e morbide all'interno. Questo contorno è perfetto per accompagnare piatti di carne o pesce arrosto.

3. *Verdure Grigliate con Misto di Erbe:*

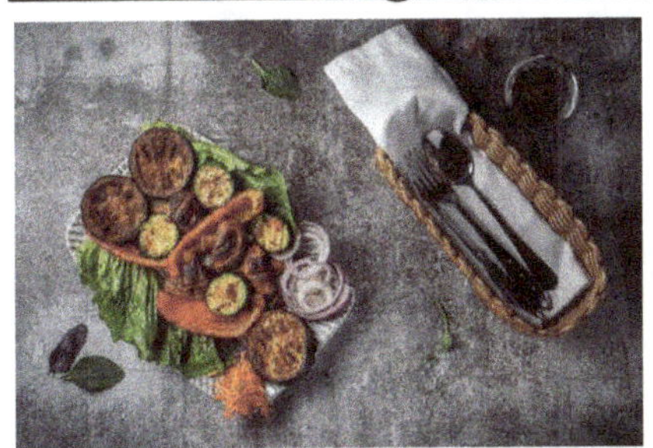

Le verdure grigliate sono un contorno versatile e saporito che si presta bene a essere personalizzato con una varietà di erbe aromatiche. Prepara una selezione di zucchine, melanzane, peperoni e cipolle tagliate a fette e grigliale su una griglia ben calda fino a quando non saranno tenere e leggermente carbonizzate. Durante la cottura, spennella le verdure con un mix di olio d'oliva e una miscela di erbe aromatiche tritate finemente, come origano, timo e salvia. Il risultato sarà un contorno dal sapore intenso e irresistibile.

4. Caprese con Basilico Fresco:

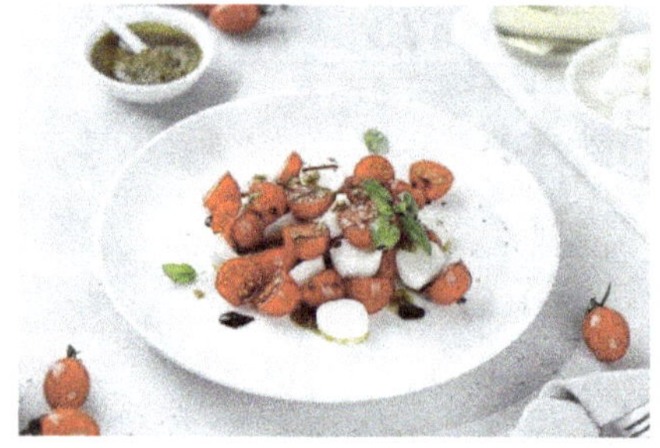

La classica insalata caprese è un'opzione leggera e rinfrescante per accompagnare i pasti estivi. Taglia pomodori maturi e mozzarella di bufala a fette e alternale su un piatto da portata. Per aggiungere un tocco di freschezza e profumo, guarnisci con foglie di basilico fresco e una leggera spruzzata di olio d'oliva extravergine e aceto balsamico. Questo contorno semplice ma elegante è perfetto per celebrare i sapori dell'estate.

5. *Risotto Primavera con Erbe Miste:*

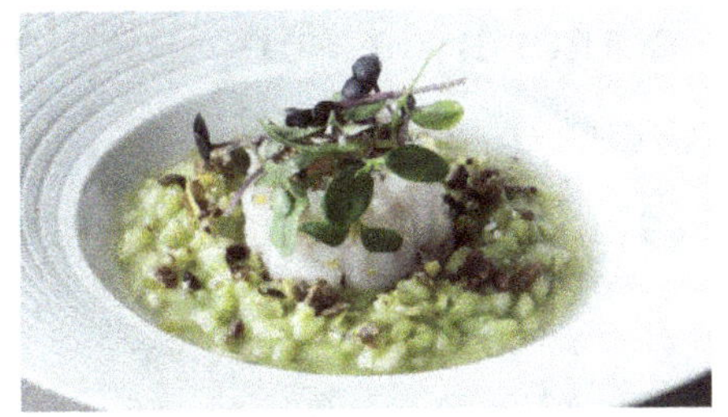

Il risotto è un contorno versatile e confortante che può essere personalizzato con una varietà di ingredienti stagionali e erbe aromatiche. Prepara un risotto cremoso e avvolgente utilizzando brodo vegetale e aggiungi una selezione di verdure di stagione, come piselli freschi, asparagi e fave. Durante la cottura, aggiungi una generosa manciata di erbe miste tritate finemente, come prezzemolo, basilico e maggiorana, per arricchire il sapore del piatto. Servi il risotto caldo e cospargi con formaggio grattugiato e pepe nero appena macinato.

Con queste idee creative e gustose, potrai elevare i tuoi contorni a un livello superiore, celebrando i sapori freschi e aromatici della cucina italiana. Buon appetito!

Capitolo 6: Dolci

<u>Sezione 1: Dolci indulgenti e golosità</u>

La cucina italiana è rinomata per i suoi dolci indulgenti che deliziano i sensi e soddisfano i palati più esigenti. In questa sezione, esploreremo una selezione di prelibatezze dolci che incarnano l'essenza della tradizione dolciaria italiana. Dal classico tiramisù al croccante cannolo siciliano, passando per il cremoso gelato e i fragranti biscotti, ogni dolce è un viaggio attraverso i sapori e le texture che rendono unica la cucina italiana.

Tiramisù: Il Re dei Dolci Italiani

Il tiramisù è senza dubbio uno dei dolci più amati e iconici della cucina italiana. La sua origine è oggetto di dibattito tra le regioni del Veneto e del Friuli-Venezia Giulia, ma la sua popolarità è indiscutibile in tutta Italia e oltre i confini nazionali. Questo dolce al cucchiaio è una sinfonia di sapori e consistenze, con strati di savoiardi inzuppati nel caffè, arricchiti da una crema di mascarpone e cacao in polvere. La parola "tiramisù" significa letteralmente "tirami su", un invito a sollevare il morale e i sensi con ogni boccone di questa delizia cremosa.

Cannoli: Il Gusto della Sicilia

Originari della regione siciliana, i cannoli sono dolci fritti a forma di tubo ripieni di una cremosa miscela di ricotta, zucchero e aromi come la vaniglia e l'arancia candita. La croccantezza del guscio fritto contrasta con la cremosità del ripieno, creando un'esplosione di gusto e consistenza in ogni morso. I cannoli sono spesso decorati con scorze di arancia candita, gocce di cioccolato o pistacchi tritati, aggiungendo un tocco di colore e sapore alla presentazione finale.

Gelato: La Dolce Arte del Freddo

Il gelato italiano è famoso in tutto il mondo per la sua consistenza cremosa e i sapori intensi. Realizzato con ingredienti freschi e genuini come latte, panna, zucchero e frutta di stagione, il gelato è un piacere da gustare in qualsiasi momento dell'anno. Le varianti classiche includono gusti come cioccolato, fragola, pistacchio e nocciola, ma i gelatai italiani sono noti anche per le loro creazioni innovative e audaci. Con la sua consistenza vellutata e i gusti irresistibili, il gelato è un'esperienza da assaporare con tutti i sensi.

Biscotti: Piccoli Tesori da Tavola

I biscotti sono un elemento fondamentale della tradizione dolciaria italiana, apprezzati per la loro versatilità e la loro capacità di accompagnare perfettamente una tazza di caffè o una tazza di tè. I biscotti italiani sono disponibili in una varietà infinita di forme e gusti, dalle classiche ciambelle ai biscotti al cioccolato e noci. Preparati con ingredienti semplici come farina, zucchero, burro e uova, i biscotti italiani sono un simbolo di comfort e convivialità, perfetti da condividere con amici e familiari in ogni occasione.

In questa sezione del libro, esploreremo ricette dettagliate e consigli pratici per preparare questi dolci iconici nella comodità della tua cucina. Che tu sia un esperto pasticcere o un principiante appassionato, c'è qualcosa per tutti i gusti e livelli di abilità. Preparati a deliziare i tuoi ospiti con i sapori autentici della dolcezza italiana e a creare ricordi indimenticabili attraverso il piacere condiviso dei dolci fatti in casa. Buon appetito!

Sezione 2: Tecniche per Preparare Gelato e Sorbetto Fatti in Casa

Preparare gelato e sorbetto artigianali in casa è un'esperienza che porta gioia e soddisfazione ai sensi. Queste delizie italiane hanno conquistato il cuore di molti, grazie alla loro consistenza cremosa e ai sapori freschi e intensi. Seguendo le giuste tecniche e utilizzando ingredienti di qualità, è possibile creare gelati e sorbetti che sono paragonabili, se non superiori, a quelli serviti nelle gelaterie italiane più rinomate.

Gli Ingredienti Giusti

Il primo passo per preparare gelato e sorbetto eccellenti è selezionare ingredienti freschi e di alta qualità. Per un gelato cremoso e ricco, utilizzare latte intero fresco e panna di alta qualità. Per i sorbetti, scegliere frutta fresca e matura, preferibilmente di stagione, per ottenere il massimo sapore naturale. Evitare l'uso di frutta congelata o confezionata, poiché potrebbe compromettere la consistenza e il gusto del prodotto finito.

La Base del Gelato

La base del gelato è fondamentale per ottenere una consistenza cremosa e setosa. Preparare una crema pasticcera di base utilizzando tuorli d'uovo freschi, zucchero e latte. Cuocere delicatamente la crema pasticcera fino a quando non si addensa leggermente, quindi lasciarla raffreddare completamente prima di incorporare la panna montata per ottenere una consistenza liscia e cremosa. Questa base può essere aromatizzata con vaniglia, cioccolato, caffè o altri ingredienti a piacere.

La Tecnica della Mantecazione

La mantecazione è il processo di incorporazione dell'aria nella base del gelato durante la fase di congelamento, che conferisce al gelato la sua consistenza cremosa e setosa. Utilizzare una gelatiera per questo scopo, seguendo le istruzioni del produttore per ottenere i migliori risultati. Versare la base del gelato nella gelatiera fredda e farla girare lentamente fino a quando non si addensa e diventa cremosa. Questo processo richiede tempo e pazienza, ma il risultato finale vale sicuramente l'attesa.

Il Sorbetto Senza Gelatiera

Se non si dispone di una gelatiera, è comunque possibile preparare sorbetto delizioso utilizzando un metodo manuale. Congelare la base del sorbetto in un contenitore poco profondo, mescolandola di tanto in tanto per evitare la formazione di cristalli di ghiaccio. Una volta che il sorbetto ha raggiunto una consistenza cremosa, tritarlo finemente con una forchetta o un frullatore ad immersione per rompere i cristalli e renderlo morbido e setoso.

Consigli per la Conservazione

Una volta preparato, conservare gelato e sorbetto in contenitori ermetici nel congelatore per preservarne freschezza e consistenza. Tuttavia, è importante notare che il gelato fatto in casa tende a indurirsi più rapidamente rispetto a quello commerciale a causa della mancanza di additivi e stabilizzanti. Prima di servire, lasciare il gelato a temperatura ambiente per alcuni minuti per ammorbidirlo leggermente e facilitarne la distribuzione.

Creatività e Sperimentazione

Una delle gioie della preparazione di gelato e sorbetto fatti in casa è la possibilità di sperimentare con una varietà di sapori e ingredienti. Oltre ai classici gusti come fragola, cioccolato e limone, esplorare combinazioni uniche e inaspettate, come basilico e lamponi, o peperoncino e cioccolato fondente. Lasciate libera la vostra creatività e sorprendete i vostri ospiti con gusti innovativi e indimenticabili.

Preparare gelato e sorbetto in casa è un'arte che richiede pratica e dedizione, ma i risultati sono gratificanti e deliziosi. Con le giuste tecniche e un po' di creatività, è possibile creare dessert italiani fatti in casa che saranno amati da familiari e amici. Buon divertimento e buon appetito!

Capitolo 7: Bevande

Sezione 1: Panoramica delle bevande italiane, tra cui vino, caffè e cocktail.

La cultura italiana è rinomata per la sua ricchezza di bevande, che riflettono secoli di tradizione e passione culinaria. In questa sezione, esploreremo alcune delle bevande più iconiche e amate della penisola, dal vino ai cocktail, passando per il caffè, offrendo un assaggio del ricco patrimonio enogastronomico italiano.

Vino: Un Elogio alla Tradizione e alla Variegata Terroir Italiana

Il vino è una parte integrante della cultura italiana, e l'Italia vanta una delle industrie vinicole più rinomate al mondo. Con una storia che risale all'antichità, le regioni vinicole italiane producono una vasta gamma di vini, ognuno con le sue caratteristiche uniche e distintive.

Il Rosso Italiano

I vini rossi italiani sono celebrati per la loro complessità e profondità di sapore. Dalle robuste e tanniche Barolo del Piemonte ai morbidi e fruttati Chianti della Toscana, c'è un vino rosso italiano adatto a ogni occasione e palato.

Il Bianco Italiano

I vini bianchi italiani sono apprezzati per la loro freschezza e vivacità. Dai vivaci e aromatici Pinot Grigio del Nord Italia ai ricchi e burrosi Chardonnay del Sud, i vini bianchi italiani offrono una gamma di profumi e sapori che soddisfano ogni gusto.

Il Rosato Italiano

Il vino rosato italiano, con il suo colore delicato e la sua freschezza fruttata, è l'ideale compagno per le giornate estive e i pasti leggeri. Dai vivaci rosati del Veneto ai delicati rosati della Puglia, c'è un vino rosato italiano per ogni occasione.

Caffè: Una Passeggiata Aromatica in una Tazza

Il caffè è una bevanda fondamentale nella vita quotidiana degli italiani, che lo considerano un'arte e una tradizione da preservare con cura. L'Italia è rinomata per la sua produzione di caffè di alta qualità e per la sua cultura del caffè, che include una serie di tradizioni e rituali unici.

Espresso: Il Re Indiscusso della Scena del Caffè Italiano

L'espresso italiano è una miscela concentrata di caffè, estratto a pressione e servito in piccole tazze. Con il suo sapore intenso e la sua crema ricca e vellutata, l'espresso è amato dagli italiani per il suo carattere audace e vigoroso.

Cappuccino: Il Dolce Risveglio della Mattina

Il cappuccino italiano è una deliziosa combinazione di espresso e latte vaporizzato, decorato con una corona di schiuma di latte. Con il suo equilibrio perfetto tra dolcezza e robustezza, il cappuccino è la scelta ideale per iniziare la giornata con energia e gusto.

Macchiato: Un Piccolo Piacere con un Grande Gusto

Il caffè macchiato italiano è un espresso "macchiato" con una piccola quantità di latte caldo o schiumato. Con il suo sapore deciso e la sua consistenza cremosa, il caffè macchiato è una deliziosa pausa caffè che soddisfa il desiderio di una dolcezza leggera.

Cocktail: Creatività e Raffinatezza in un Calice

La cultura del cocktail in Italia è un'esplosione di creatività e raffinatezza, con bartender che mescolano ingredienti locali per creare libazioni uniche e memorabili. Dai classici cocktail italiani ai nuovi e innovativi drink artigianali, c'è un cocktail italiano per ogni occasione e gusto.

Aperol Spritz: Il Simbolo dell'Estate Italiana

L'Aperol Spritz è un cocktail rinfrescante e vivace, preparato con Aperol, prosecco e un tocco di acqua frizzante. Con il suo colore arancione brillante e il suo sapore leggermente amaro, l'Aperol Spritz è il drink perfetto per rinfrescare le calde giornate estive.

Negroni: L'Equilibrio Perfetto tra Dolcezza e Amarezza

Il Negroni italiano è un cocktail iconico, preparato con gin, vermouth rosso e

Campari. Con il suo colore rosso rubino intenso e il suo sapore complesso e bilanciato, il Negroni è amato dagli intenditori di cocktail per la sua sofisticata semplicità.

Bellini: Un'Esplosione di Gusto e Colore

Il Bellini è un cocktail elegante e raffinato, preparato con succo di pesca e prosecco. Con il suo colore rosato delicato e il suo sapore fruttato e fresco, il Bellini è la scelta ideale per celebrare momenti speciali e festeggiare con stile.

La panoramica delle bevande italiane offre solo un assaggio delle ricchezze culinarie che l'Italia ha da offrire. Con una varietà di vini, caffè e cocktail, l'Italia continua a deliziare e sorprendere i buongustai di tutto il mondo con la sua creatività e la sua

passione per il buon cibo e le buone
bevande. Buon viaggio attraverso il
mondo affascinante delle bevande italiane!

Sezione 2: Ricette per cocktail italiani classici e bevande analcoliche

Nel ricco panorama della cultura culinaria italiana, le bevande giocano un ruolo fondamentale. Dai raffinati vini regionali ai cocktail sofisticati, l'Italia offre un'ampia gamma di opzioni per soddisfare ogni palato. In questa sezione, esploreremo alcune delle ricette più iconiche dei cocktail italiani, insieme a deliziose proposte di bevande analcoliche per coloro che desiderano gustare l'essenza della cucina italiana senza l'alcol.

Cocktail Italiani Classici

Negroni

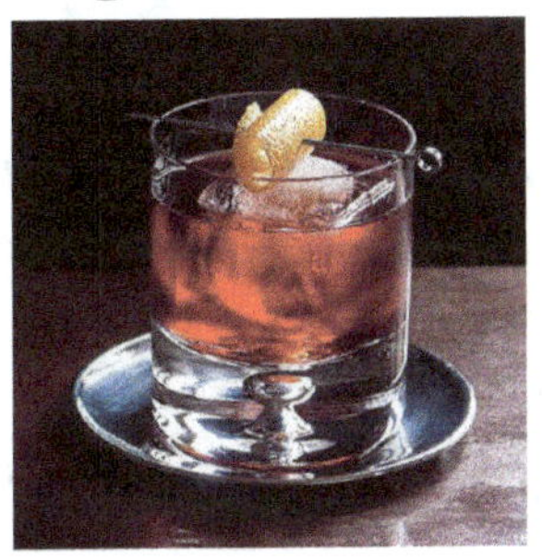

Ingredienti:

- 30 ml di gin
- 30 ml di vermut rosso
- 30 ml di Campari
- Una fetta d'arancia per decorare

Preparazione:

1. Versare il gin, il vermut rosso e il Campari in un bicchiere basso pieno di ghiaccio.
2. Mescolare delicatamente per amalgamare gli ingredienti.

3. Decorare con una fetta d'arancia e servire.

Il Negroni è un cocktail dal carattere deciso, con un equilibrio perfetto tra l'amaro del Campari, la dolcezza del vermut e la robustezza del gin. È l'aperitivo ideale per stimolare il palato prima di un pasto.

Aperol Spritz

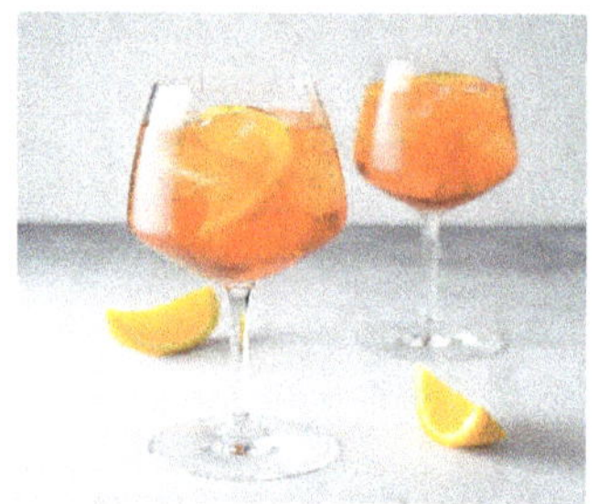

Ingredienti:
- 60 ml di Aperol
- 90 ml di Prosecco
- Una spruzzata di acqua frizzante
- Una fetta d'arancia per decorare

Preparazione:

1. Versare l'Aperol in un bicchiere da vino pieno di ghiaccio.

2. Aggiungere il Prosecco e mescolare delicatamente.

3. Completare con una spruzzata di acqua frizzante.

4. Decorare con una fetta d'arancia e servire.

L'Aperol Spritz è un'icona dell'estate italiana, con il suo colore arancione brillante e il gusto vivace e rinfrescante. Perfetto da gustare in compagnia durante una calda giornata estiva.

Bellini

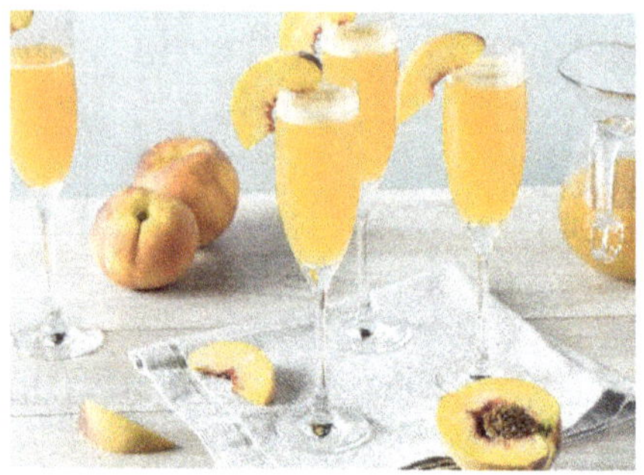

Ingredienti:

- 90 ml di succo di pesca bianca
- 120 ml di Prosecco

Preparazione:

1. Versare il succo di pesca bianca in una coppa da champagne ben fredda.
2. Aggiungere il Prosecco e mescolare delicatamente.
3. Servire immediatamente.

Il Bellini è un cocktail elegante e delicato, nato a Venezia alla fine degli anni '30. La combinazione del succo di pesca bianca e del Prosecco crea un'armonia di sapori che delizia il palato e incanta gli occhi.

Bevande Analcoliche

Limonata Fresca

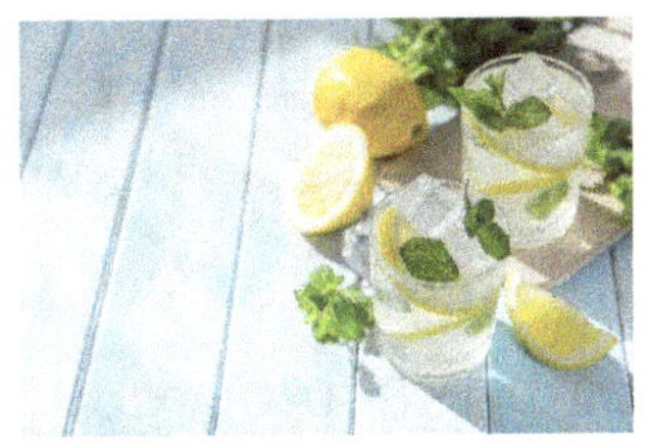

Ingredienti:
- 4 limoni biologici
- 200 g di zucchero
- 1 litro di acqua gassata

Preparazione:
1. Spremere i limoni e filtrare il succo per eliminare i semi e i residui.
2. Sciogliere lo zucchero nel succo di limone fino a ottenere uno sciroppo.

3. Diluire lo sciroppo con l'acqua gassata e mescolare bene.

4. Servire con cubetti di ghiaccio e fette di limone per decorare.

La limonata fresca è una bevanda classica e rinfrescante, perfetta per dissetarsi durante le calde giornate estive. Il suo sapore vivace e acidulo dona un tocco di freschezza a qualsiasi momento della giornata.

Acqua di Menta e Limone

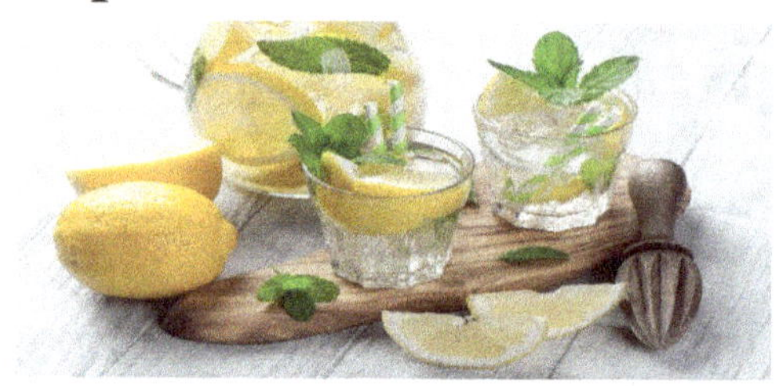

Ingredienti:
- 1 mazzo di menta fresca
- 2 limoni biologici
- 1 litro di acqua minerale

Preparazione:

1. Lavare e tritare finemente le foglie di menta.

2. Tagliare i limoni a fette sottili.

3. Mettere la menta e i limoni in una caraffa e schiacciare leggermente con un pestello per rilasciare i sapori.

4. Aggiungere l'acqua minerale e mescolare bene.

5. Lasciare riposare in frigorifero per almeno un'ora prima di servire.

Questa bevanda dissetante e aromaticamente fresca è l'ideale per rinfrescarsi nelle calde giornate estive. La combinazione di menta e limone crea una sinfonia di sapori che delizierà il palato e rinvigorerà lo spirito.

Con queste deliziose ricette di cocktail e bevande analcoliche, potrai deliziare i tuoi ospiti con l'autentica esperienza della cucina italiana, anche nel mondo delle bevande. Salute!

Capitolo 8: Extra

Sezione 1: Risorse Aggiuntive

La cucina italiana è un'arte ricca di tradizione e creatività, ma anche i cuochi più esperti possono trovare utile un po' di assistenza extra di tanto in tanto. In questa sezione, esploreremo una serie di risorse aggiuntive per arricchire la tua esperienza culinaria italiana, fornendo consigli pratici, suggerimenti per sostituire ingredienti e strategie per la pianificazione dei pasti.

Consigli di Cucina

La cucina italiana è nota per la sua semplicità ed eleganza, ma ci sono alcuni segreti e trucchi che possono aiutarti a ottenere risultati ancora più deliziosi. Ecco alcuni consigli di cucina per aiutarti a perfezionare le tue abilità culinarie:

1. Scegli ingredienti di alta qualità: La qualità degli ingredienti è fondamentale nella cucina italiana. Scegli sempre ingredienti freschi e di stagione per ottenere i migliori risultati.

2. Non trascurare la qualità dell'olio d'oliva: L'olio d'oliva è un elemento chiave nella cucina italiana. Assicurati di utilizzare olio extravergine di alta qualità per ottenere un sapore autentico.

3. Rispetta i tempi di cottura della pasta: Per ottenere la perfetta consistenza al dente, segui attentamente i tempi di cottura indicati sulla confezione della pasta e assaggiala frequentemente durante la cottura.

4. Usa erbe fresche: Le erbe fresche aggiungono un tocco di freschezza e aroma ai piatti italiani. Sperimenta con basilico, prezzemolo, rosmarino e altre erbe aromatiche per aggiungere profondità di sapore ai tuoi piatti.

5. Impara le basi della salsa: Le salse sono un elemento chiave nella cucina italiana. Impara a preparare salse classiche come sugo alla bolognese, salsa marinara e pesto genovese per arricchire i tuoi piatti.

Sostituzioni di Ingredienti

Quando ti trovi a corto di un ingrediente specifico o desideri apportare una variazione a una ricetta tradizionale, le sostituzioni di ingredienti possono essere la soluzione perfetta. Ecco alcune sostituzioni comuni nella cucina italiana:

1. Parmigiano Reggiano e Grana Padano: Se non hai a disposizione Parmigiano Reggiano o Grana Padano, puoi sostituirli con pecorino romano o gruyère, che offrono un sapore simile.

2. Pasta di Pomodoro: Se non hai a disposizione pasta di pomodoro, puoi sostituirla con pomodori pelati schiacciati o salsa di pomodoro, diluita con un po' d'acqua, se necessario.

3. Basilico Fresco: Se non hai a disposizione basilico fresco, puoi utilizzare basilico secco, anche se il sapore sarà leggermente diverso. Altrimenti, puoi sperimentare con altre erbe fresche come prezzemolo o origano.

4. Vino Bianco: Se una ricetta richiede vino bianco e non ne hai a disposizione, puoi sostituirlo con brodo di pollo o vegetale, o semplicemente con acqua.

Consigli per la Pianificazione dei Pasti

La pianificazione dei pasti è fondamentale per una cucina organizzata ed efficiente. Ecco alcuni consigli per pianificare i pasti in modo efficace:

1. Crea un menu settimanale: Prenditi del tempo all'inizio della settimana per pianificare i pasti per i giorni successivi. Considera le tue preferenze alimentari, gli ingredienti disponibili e gli impegni della settimana.

2. Fai una lista della spesa: Basandoti sul menu settimanale, crea una lista della spesa dettagliata per assicurarti di acquistare tutti gli ingredienti necessari.

3. *Prepara pasti in anticipo:* Approfitta del tempo libero durante il fine settimana per preparare alcune pietanze in anticipo e conservarle in frigorifero o freczer per i giorni frenetici della settimana.

4. *Sfrutta gli avanzi:* Non sprecare gli avanzi! Riutilizza gli ingredienti avanzati per creare nuovi piatti creativi o semplicemente riscaldali per un pasto veloce.

Con questi consigli di cucina, suggerimenti per sostituire gli ingredienti e strategie per la pianificazione dei pasti, sarai pronto a affrontare qualsiasi sfida culinaria con fiducia e creatività. Buon appetito!

Section 2: Glossario dei Termini Culinari Italiani

Benvenuti al Glossario dei Termini Culinari Italiani, un prezioso compendio di parole e frasi che vi guideranno attraverso il meraviglioso mondo della cucina italiana. Questo glossario è pensato per aiutarvi a comprendere e apprezzare appieno il linguaggio culinario utilizzato nelle ricette italiane, offrendo chiarezza e illuminazione su termini spesso usati ma talvolta poco conosciuti.

A

- *Aglio:* Un ingrediente fondamentale della cucina italiana, l'aglio è una pianta erbacea della famiglia delle Liliacee, caratterizzata da bulbi composti da piccoli spicchi aromatici utilizzati per aggiungere sapore e profondità ai piatti.

- *Al dente:* Una espressione italiana che letteralmente significa "al dente", utilizzata per descrivere il punto di cottura ideale della pasta, in cui essa è tenera ma mantiene una leggera resistenza alla masticazione.

B

- *Balsamico:* Un tipo di aceto originario della regione italiana dell'Emilia-Romagna, prodotto attraverso un lungo processo di invecchiamento del mosto d'uva. Il suo sapore dolce e aromatico lo rende un condimento versatile per insalate, verdure e piatti di carne.

- ***Burrata:*** Un formaggio fresco tipico della Puglia, realizzato con una combinazione di mozzarella e panna fresca, caratterizzato da un cuore cremoso e un guscio esterno più morbido.

C

- ***Capperi:*** Boccioli fermentati del cappero, un arbusto mediterraneo noto per i suoi piccoli fiori e i suoi frutti commestibili. I capperi vengono solitamente conservati sott'aceto e aggiunti a piatti come insalate, pasta e carne per conferire un sapore salato e leggermente piccante.

- ***Ciabatta:*** Un tipo di pane italiano originario della regione della Lombardia, caratterizzato da una crosta croccante e una mollica morbida e alveolata. La ciabatta è perfetta per fare panini e accompagnare piatti di antipasti e zuppe.

P

- ***Pesto:*** Una salsa italiana tradizionale a base di basilico fresco, pinoli, aglio, olio d'oliva e formaggio Parmigiano Reggiano. Il pesto è ampiamente utilizzato come condimento per la pasta, ma può anche essere spalmato su crostini o utilizzato per insaporire piatti di carne e pesce.

- ***Polenta:*** Un piatto tradizionale del nord Italia, preparato con farina di mais e acqua o brodo, cotto fino a ottenere una consistenza cremosa e densa. La polenta viene spesso servita come contorno per piatti di carne brasata o salsicce.

Questo glossario è solo un assaggio delle ricchezze linguistiche che caratterizzano la cucina italiana. Speriamo che queste spiegazioni vi siano d'aiuto nel vostro percorso culinario e che vi ispirino a esplorare ulteriormente i sapori e i sapere della tradizione italiana.

Buon Appetito!

<u>**Sezione 3: Indice per una navigazione facile**</u>

Un viaggio attraverso la cucina italiana può essere un'esperienza appagante e avvincente, ma può anche essere un labirinto di sapori e ricette da navigare. Per facilitare questo viaggio culinario, abbiamo creato un indice completo che ti guiderà attraverso il nostro libro di cucina in modo rapido e senza intoppi. Questo indice è stato progettato con cura per assicurare che tu possa trovare facilmente ciò che stai cercando, sia che tu sia alla ricerca di una ricetta specifica, di informazioni su un ingrediente particolare, o di consigli utili per migliorare le tue abilità culinarie.

Indice

A

B

C

<u>V</u>

Questo indice ti permetterà di trovare facilmente quello che cerchi, che si tratti di un piatto tradizionale, di un'idea per una cena speciale o di un dolce da gustare con gli amici. Speriamo che questo strumento ti sia utile nel tuo viaggio attraverso la cucina italiana e che ti ispiri a sperimentare nuove ricette e a creare momenti memorabili intorno alla tavola. Buon appetito!

Conclusione

Nel redigere la conclusione del tuo libro di cucina italiano, è importante riflettere sul viaggio culinario che hai intrapreso insieme ai tuoi lettori e offrire loro un'ultima ispirazione per continuare a esplorare e sperimentare la cucina italiana.

La cucina italiana è molto più di una semplice sequenza di ricette; è un'espressione di passione, tradizione e cultura che si manifesta attraverso ogni piatto preparato con cura e dedizione. Attraverso le pagine di questo libro, abbiamo esplorato le diverse regioni d'Italia e scoperto la ricchezza dei sapori, dei profumi e delle tradizioni che caratterizzano la cucina italiana.

Spero che questo viaggio culinario abbia stimolato la vostra creatività in cucina e vi abbia ispirato a sperimentare con nuovi ingredienti, tecniche e sapori. Che si tratti di preparare una semplice pasta fresca fatta in casa o di sperimentare con piatti più complessi, vi incoraggio a seguire la vostra passione per la cucina e a continuare a esplorare le delizie culinarie dell'Italia.

Ricordate sempre che la cucina è un'arte che permette di esprimere la propria creatività e di condividere momenti preziosi con coloro che amiamo. Che siate chef esperti o principianti entusiasti, la cucina italiana offre infinite possibilità di scoperta e di gioia culinaria.

In chiusura, desidero ringraziarvi per avermi accompagnato in questo viaggio attraverso la cucina italiana. Spero che le ricette, i consigli e le storie condivise in questo libro vi abbiano ispirato e vi abbiano portato un po' più vicino alla bellezza e alla magia della cucina italiana. Che ogni piatto che preparerete porti con sé il calore e l'amore che caratterizzano la cucina italiana.

Concludo con un caloroso saluto e con l'augurio che la vostra passione per la cucina italiana continui a crescere e a prosperare. Buon appetito e buona cucina!

Cordiali saluti,

Irene Siciliani